JN122892

患者と支援者のための統合失調症薬物治療ガイド 2022

Patients and Supporters Guide for

Pharmacological Therapy of

Schizophrenia

2022

［作成］

日本神経精神薬理学会・日本臨床精神神経薬理学会
統合失調症薬物治療ガイド 2022 ワーキンググループ

株式
会社 新興医学出版社

Patients and Supporters Guide for Pharmacological Therapy of Schizophrenia 2022

Compiled by

Japanese Society of Neuropsychopharmacology

Japanese Society of Clinical Neuropsychopharmacology

Working Group of Guide for Pharmacological Therapy of Schizophrenia 2022

©First edition, 2023 published by

SHINKOH IGAKU SHUPPAN CO., LTD., TOKYO.

Printed & bound in Japan

作成の経緯

日本神経精神薬理学会と日本臨床精神神経薬理学会では、2022年に患者・医師・支援者（家族、看護師、薬剤師、作業療法士、精神保健福祉士、心理士など）で協力して科学的な根拠に基づく診療ガイドライン『統合失調症薬物治療ガイドライン2022』を作成しました。治療方針を決めるときの参考になるこのガイドラインは、専門家である精神科医むけに作成されたものです。そこで、ガイドラインの内容をわかりやすく解説し、共同意思決定による治療に活かせるように、上手な診察の受け方を強調して**『患者と支援者のための統合失調症薬物治療ガイド2022』**を作成しました。

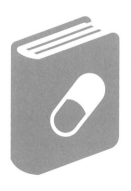

作 成

日本神経精神薬理学会・日本臨床精神神経薬理学会
統合失調症薬物治療ガイド 2022 ワーキンググループ

【委員】

青木　裕見	市橋　香代	井手　健太	稲垣　中
稲田　健	稲見　聡	大井　一高	柏木　宏子
勝元　榮一	加藤　玲	菊地　紗耶	佐々木　剛
佐々木典子	鈴木みずめ	須田　史朗	武市　尚子
樽谷精一郎	飛田　憲彦	冨田　哲	中越由美子
沼田　周助	根本　清貴	橋本　直樹	橋本　亮太
林　岳宏	平野　羊嗣	古郡　規雄	村田　篤信
安田　由華	山田　恒	山田　浩樹	山田　悠平
森　隆夫	吉村　直記	吉村　玲児	

協 力

さいたま市もくせい家族会

一般社団法人精神障害当事者会ポルケ

全国精神保健福祉会連合会（みんなねっと）

東京都新宿区精神障害者家族会「新宿フレンズ」

日本作業療法士協会

日本心理臨床学会

日本精神科看護協会

日本精神神経科診療所協会

日本精神科病院協会

日本精神神経学会

日本精神保健福祉士協会

日本精神薬学会

日本総合病院精神医学会

日本統合失調症学会

横浜ピアスタッフ協会

LINE 家族会 PureLight

目　次

1　章

2　章

3　章

4 章

5 章

エキスパートのコメント

はじめに
ガイドの使い方と診断と治療 ―上手な診察の受け方のコツ―

　ここでは統合失調症の診断と治療、診察について、専門家の立場から知っておいてほしいことを説明します。病気に対する不安が少しでも減り、ガイドを活用して治療を受けていただけたらと思います。

ガイドの使い方 ―患者の方にむけて―

　病気の治療の主役はあなたです。支援者や主治医はサポート役です。でも、治療の方法や考え方は知らないし、わからないと思われるかもしれません。そのときに役立つのが、このガイドです。

　このガイドは、科学的に効果があると期待されている治療や、状況によっては控えたほうがよいとされる治療についてまとめてあります。ご自分の症状や治療について、疑問に思ったときにあてはまる項目について読んでみましょう。

　「はじめに」の部分以外は、最初から順に読みすすめる必要はありません。例えば、薬を飲み始めて体重が増えてきたと思ったら、「3章の４　体重が増えてきました」を読んでください。そして、その内容について支援者や主治医と話し合ってください。そのときは診察室にこの本を持っていって、「ここにこう書いてあるけれど、先生はどう思いますか？」と聞いて、「私はこうしたい」という意見を伝えてください。きっと治療方針についての疑問が解消でき、より治療に前向きになるきっかけがつくれると思います。支援者も「この本を読んで、こうしてみたいと思ったのですが」と意見を出してもらえると主治医は助かります。ただし、治療はその人の症状や状態にあわせて行われるため、実際にはこの本のお勧めがあてはまらない場合もありますので、そのことも含めて主治医に聞いてみてください。

　あなたが主役となり治療をうまく進めるためには、いくつかコツがあります。ここではそのコツを書いていますので、ゆっくりでもよいので、最後まで読んでください。

困りごとについて伝えましょう

　統合失調症は幻覚や妄想などが一定期間続く場合に診断されます。ただし、幻覚や妄想などの症状だけで診断されるわけではありません。甲状腺疾患など身体の病気、脳炎や脳腫瘍、てんかんなど脳の病気でも統合失調症のような症状が生じることがあります。当然ですが、診断によって治療も違ってきます。適切な診断につながるよう、しっかりと困っている症状について伝えましょう。診察の場で聞いた「困りごと」を診断と治療に結びつけるのが精神科医療スタッフの仕事です。

　幻覚や妄想は、他の人には聞こえない声が聞こえたり、周りからすると事実ではないことを事実だと信じたりするような症状です。本人からすると、周りの人が悪意をもって何かを考えているように感じたり、自分を非難するような噂が聞こえてきたり、直接心ない言葉を浴びせられるような体験だったりします。他人からすれば「症状」であっても、本人がそれを体験していることは事実です。つらい体験だけに、本人には「病気の症状」と認識しづらく、自覚ができないことも少なくありません。

　こうしたときには、患者本人の話だけでなく、家族など周りの人からの情報がとても大切になります。病気の状態を判断するために本人が言うことを尊重するのは当然ですが、場合によっては、主治医は家族や周りの人からのお話も参考にして総合的に治療のあり方を決めます。

　もしかすると、家族の中には、患者との関係を考えて率直なお話がしづらい方がいらっしゃるかもしれません。その一方で、患者自身もちょっと人には信じてもらえなさそうな体験などは、家族の前で話しにくい場合があります。診察のときに別々にお話を聞くこともできますので、ご希望のある場合には主治医にそのようにお伝えください。

副作用かなと思ったら

　薬物治療をうまく受けるには、お薬を飲んでいて困ること、患者自身が感じていることを、遠慮せずに伝えていただくことが大切です。患者自身が症状なのか副作用なのかを悩むよりも、事実そのものを伝えていただくほうが、精神科医療スタッフはより適切に状態を把握でき、患者への理解が進みます。薬物

JCOPY 88002-128

治療が開始されたあとには、主治医であっても症状と副作用の区別をつけることが難しいことがあります。例えば昼間眠たくなるのが、病気の症状なのか、昼夜逆転のせいなのか、薬の副作用なのかは、精神科医療スタッフがいろいろお話を聞きながら原因を探っていきます。

飲めなかった薬について話すことが、より良い治療につながります

　統合失調症では抗精神病薬 ⒀（統合失調症の薬）をずっと服用することが勧められています。しかし、処方どおりに忘れずに薬を飲み続けるのは、簡単ではありません。また、ずっと薬を飲むことに抵抗を感じる人が多いことも事実です。処方された薬の一部だけを服用する方、困ったときだけ飲む方、全く飲まない方などが実際にはいます。

　皆さんは飲めなかった薬について診察室で主治医にありのままに話しているでしょうか。主治医は、患者が話していることを尊重して、患者の状態を把握しようとしています。そしてどのような治療がよいかを考えています。

　現在の状態（症状か副作用かは別として）については率直にお話しいただいているとしても、薬を実際にどれだけ飲んでいるかについて、診察の場で伝えなければ、どうなるでしょうか。主治医が実際には薬を飲んでいないことを知らずに次の治療について考えていたら、より良い治療につながりません。

　処方どおりに薬が飲めなかった場合には、ぜひとも主治医に正確にお伝えください。そして、処方どおりに飲めなかった理由についても一緒に話してください。そうすると、医師はなぜ処方どおりに飲めなかったのかを理解することができます。そして、どうすれば必要な薬をちゃんと飲めるのかを一緒に考えましょう。処方どおりに飲めなかったことをお話しいただくことがより良い治療につながり、結果として病気がもっと良くなることも期待できます。

　精神科に限らず、診察室で薬を指示どおりに飲んでいないと伝えたときに、怒ったような反応をする主治医に出会うことがあるかもしれません。ですが、それはとても少数派と考えられます。標準的な医学教育では、医療面接が重要視されており、患者の考えを知ることの大切さを学びます。どうして処方どおりに飲めなかったかを知ることで、主治医はより良い治療を実践できることに

なり、それは患者本人のメリットになります。

ガイドについて知っておいてほしいこと

　このガイドに書かれているのは、他の合併症がない統合失調症患者に対するお勧めの治療です。このガイドを読んでいる皆さんには、ぜひとも診察の場でこの「ガイド」を活用していただきたいと思います。

　統合失調症の薬物治療の原則は、<ruby>第二世代の抗精神病薬<rt>こうせいしんびょうやく</rt></ruby> 13 を１種類だけ飲むというものです。他の<ruby>向精神薬<rt>こうせいしんやく</rt></ruby> 14 （<ruby>気分安定薬<rt>きぶんあんていやく</rt></ruby> 5 、<ruby>抗うつ薬<rt></rt></ruby> 11 、<ruby>抗不安薬<rt>こうふあんやく</rt></ruby> 16 、<ruby>睡眠薬<rt>すいみんやく</rt></ruby> 16 など）の併用は、科学的根拠がないため、ガイドでは勧められていません。まずはガイドがお勧めする治療を受けていただくのがベストです。もちろん患者によって状況は異なりますので、必ずしもガイドがすべてというわけではありません。お勧めの治療で良くならない場合や、状況があてはまらない場合には、他の治療を提案されるケースもあります。

薬以外の治療について

　このガイドは、薬物治療についてのお勧めを中心にまとめた本です。統合失調症には薬での治療が必要で欠かせませんが、それ以外の心理・社会的アプローチも治療に重要な役割を果たします。薬での治療は、患者や家族に対する<ruby>心理<rt>しんり</rt></ruby><ruby>教育<rt>きょういく</rt></ruby>、<ruby>作業療法<rt>さぎょうりょうほう</rt></ruby>やデイケアなどのリハビリテーション、就労支援、当事者会や家族会などを含めた治療全体の一部です。主治医と薬以外の治療についても相談してみてください。

　精神保健福祉関係の情報は、保健所や自治体の障害福祉担当窓口などで得ることができます。日常生活や社会参加への相談支援を専門とする<ruby>精神保健福祉<rt>せいしんほけんふくし</rt></ruby><ruby>士<rt>し</rt></ruby>（ソーシャルワーカーとも呼ばれています）が、皆さんが通院している病院やクリニックにいる場合には、そこで相談することもできます。もちろん家族からの相談も可能です。当事者会や家族会では精神科医療や福祉サービスの利用などについて相談でき、なにより社会的なつながりを得ることができます。

　毎日の日課や生活リズムを見直して、社会活動や人とのかかわりをもつことが、あなた自身が希望する生活やこれからの人生設計につながります。医療機関以外の社会資源（福祉関係の公的機関や事業所だけでなく、学校や会社も含まれ

JCOPY 88002-128

ます）や支援者の存在が回復の助けになります。ある程度病気の症状が落ち着いて、これからの目標を考えたり、他の人との関係に目を向けたりする余裕ができたら、ぜひ情報をあつめて薬以外の治療にも取り組んで、あなたらしい生活をデザインしてみてください。

前もって診察の準備をしましょう

ここで効果的な治療につながる診察を少し具体的にイメージしてみます。ご自分の治療のために、精神科医療スタッフに適切な情報を伝えて、適切な診断と治療につなげましょう。話したいことをあらかじめメモにして準備しておくと、主治医と患者双方にとってより良い診察になることでしょう。以下に、活用できそうなメモのサンプルをお示しします。

主治医に渡すメモ

このメモは、伝えたいことを整理し、まとめておくためのものです。治療を受ける際に主治医に目を通してもらい、主治医と患者・家族がともに治療に向き合う一助とするために検討しました。

主治医の前では状況説明がスムーズにできないかもしれません。きちんとまとめておくことで、家庭内での出来事や状態を正しく伝えることができるでしょう。このメモに書き込んでそのまま渡してもよいですし、メモを見ながら話してもよいです。またすべての項目に書き込む必要はありません。

主治医に渡すメモ

記入者名： _____　　　　記入年月日　　　年　　　月　　　日

	内　容	記　入　欄
1	一番困っていること・症状は何か	
2	それはいつからあるか	
3	きっかけまたは原因と思われることはあるか	
4	困っていること・症状に、どのように対応してきたか	
5	その結果はどうだったか	
6	現在の薬はその症状を緩和すると感じられるか	
7	薬により困ったことはあるか残った薬はあるか	
8	今後の治療について、私の希望	
9	その他お伝えしたいこと	

[みんなねっと家族学習会企画プロジェクト委員会，地域精神保健福祉機構（コンボ）編集・作成：家族による家族学習会オリジナルテキスト．全国精神保健福祉会連合会，2020 より]

JCOPY 88002-128

まとめ −患者と主治医が一緒に治療を進めるために−

いちばんお伝えしたいのは、より良い治療を行うためには、主治医も患者も支援者もお互いに努力をして協力することが大切だということです。まずは、患者が自分の状態をできるだけ正確に主治医に伝えることが大事です。そこから主治医が患者の状態を的確に把握して判断し、治療方針の選択肢を示すことができます。そうしてはじめて、今後の方針を決められます。話し合える時間は限られていますが、それぞれが工夫することでより良い治療につながり、ひいては患者本人が望む生活や人生に近づけるのではないかと考えています。その過程でこのガイドがお役に立てれば幸いです。

本ガイドの読み方解説

『統合失調症薬物治療ガイドライン2022』にある7つの章の臨床疑問（Clinical Question：CQ）に沿って、わかりやすく記載しています。どれだけ勧められる内容であるかについて、★★★ ★★ ★ の3段階があり、☆が多いほど勧められる程度が強くなります。元のガイドラインにて詳細を参照できるように「臨床疑問CQ1-1」などの元のガイドラインでの分類の記載を追記しています。

また、抗精神病薬 ⑬ のように、用語についている丸数字は本ガイドの「用語解説」のページの番号と連動しています。読んでいてよくわからない用語、主治医と話をしていてもっと知りたいと思う用語もあるかと思います。ぜひ「用語解説」も確認してみてください。

本ガイドは患者や支援者の方にわかりやすく使っていただけるように作成していますが、その分情報を少なくしていますから、気になるところは元のガイドラインのあてはまる部分を読んでみていただいてもよいと思います。『統合失調症薬物治療ガイドライン2022』は書籍になっていますが、WEBサイト（http://www.jsnp-org.jp/csrinfo/03_2.html）でも読むことができます。

Q₁ 統合失調症の幻聴や妄想などの症状が強くなり、精神的に不安定なときは、どのような治療を受けるとよいのでしょうか？

A 抗精神病薬⑬を1種類飲むことが勧められます。

1 抗精神病薬⑬を飲んだほうがよいですか？
（臨床疑問 CQ1-1）

統合失調症を治療する薬のことを抗精神病薬⑬といいます。

◆ **メリット：**幻覚や妄想などの症状が全体的に軽くなる、やる気が出ない、感情が出にくいなどの症状が良くなる、自分らしい満足した生活が送れる、治療を途中でやめずに続けることができる。

◆ **デメリット（副作用）：**眠気が出る、手がふるえたり、身体が固くなったり、じっとしていられなくなる、体重が増える、乳汁が出る、月経が不順になる、心電図の異常が起こる。ただし、これらの副作用には個人差があり、すべての人に起こるわけではありません。服薬のメリットの大きさに比べると、副作用のデメリットのほうが小さいといえます。心配な場合は、必ず主治医に相談してください。

メリットとデメリットを考えると、統合失調症の症状が不安定なときは、抗精神病薬⑬による治療が、強く勧められます。★★★
（エキスパートのコメント①参照 p.26）

JCOPY 88002-128

2 抗精神病薬 ⑬ を飲んでいますが、あまり良くなっていません。今の抗精神病薬 ⑬ を増やしたほうがよいですか？　それとも別の抗精神病薬 ⑬ に変えたほうがよいですか？

（臨床疑問 CQ1-2）

あなた自身で処方のとおりに薬を飲んでいるかどうかを確認：もし飲んでいなかったら、処方どおりにきちんと飲むか、飲めない場合はその事情を主治医と話し合いましょう。

◆ **処方どおりに飲んでいるのに薬が効かない場合**：主治医と話しあって、今飲んでいる薬を十分な量まで増やします。　★

◆ **量を増やしても薬が効かない場合**：別の抗精神病薬 ⑬ に変えると、症状が良くなることもあるので、別の抗精神病薬 ⑬ に変えることも考えられます。　★

3 抗精神病薬 ⑬ を飲んでいますが、良くならないので、今の抗精神病薬 ⑬ と一緒に他の薬も飲んだほうがよいのでしょうか？

（臨床疑問 CQ1-3、臨床疑問 CQ1-4）

1 種類の抗精神病薬 ⑬ では十分に良くならない場合

◆ **抗精神病薬 ⑬ を同時に 2 種類以上飲んでも変わらないこと**：統合失調症の症状が改善する、副作用が出やすくなる、治療を途中でやめずに続ける。

◆ **向精神薬 ⑭（気分安定薬 ⑤、抗うつ薬 ⑪、抗不安薬 ⑯、睡眠薬 ⑯ など）を追加しても変わらないこと**：統合失調症の症状が改善する、副作用が出やすくなる、治療を途中でやめずに続ける。

効果のない薬を飲むことのデメリットを避けるために、多種類の抗精神病薬 ⑬ や向精神薬 ⑭ などのいろいろな薬を併用するのではなく、1 種類の抗精神病薬 ⑬ で治療することが勧められます。　★★

Q₂ 症状が安定してきたといわれています。私は幻覚や妄想などの症状はありません。このように安定してきたら、今までと治療が変わるのでしょうか？

A お薬の治療は変わりません。抗精神病薬⑬を減らしたりやめたりせず、そのまま飲み続けることが勧められます。

副作用が気になっている方は、症状が安定しているとはいえません。その場合は、それぞれの副作用のパートを確認してください。

---

1 抗精神病薬⑬はもうやめてもよいでしょうか？
（臨床疑問 CQ 2-1）

症状が安定したあとに抗精神病薬⑬をやめた場合

◆ **デメリット**：再発が増える、再入院が増える、精神症状が悪化する、治療を途中でやめてしまうことが増える、自分らしい満足した生活が送れなくなる。

◆ **デメリット（副作用）**：身体の一部が勝手に動き続けること（ジスキネジア㉖）が増える。

◆ **メリット（副作用）**：身体に勝手に力が入ってしまうこと（ジストニア⑥）が減る、眠気が減る、体重増加の頻度が減る。

デメリットである再発や症状の悪化をふまえると、症状が安定したあとも抗精神病薬⑬を中止せず継続することが強く勧められます。 ★★★
（エキスパートのコメント②参照 p.27）

---

2 抗精神病薬⑬を減らしたり、調子が悪いときだけ飲んだりしても大丈夫ですか？（臨床疑問 CQ 2-2、臨床疑問 CQ 2-3）

症状が安定したあとに抗精神病薬⑬を減らした場合

◆ **デメリット**：再発が増える。
◆ **メリット**：頭が働きやすくなる（認知機能の改善）。

JCOPY 88002-128

せっかく幻覚や妄想がなくなって症状が安定し普通の生活に戻るときに、再発してしまうと普通の生活を送ることが困難になります。デメリットである症状の再発の増加の科学的根拠は強く、メリットである認知機能の改善という科学的根拠は弱いです。統合失調症の症状が良くなって安定したあとにも、デメリットである再発の増加を考慮すると、抗精神病薬 13 を減らさないで、そのままの量で飲み続けることが勧められます。 ★★

（エキスパートのコメント③参照 p.28）

症状が安定したあとに、抗精神病薬 13 を飲む日と飲まない日をつくる、一旦飲むのをやめて症状が悪化したらまた飲むなどの飲み方を行った場合

◆ デメリット：再発が増える、再入院が増える、治療を途中でやめてしまうことが増える。

◆ メリット（副作用）：手がふるえたり、身体が固くなったり、じっとしていられなくなることが減る。

デメリットである症状の再発や再入院の増加などの科学的根拠は強く、メリットである副作用が減ることの科学的根拠は弱いです。再発や再入院の増加を考慮すると、統合失調症の症状が良くなって安定したあとにも、抗精神病薬 13 を飲む日と飲まない日をつくる、一旦飲むのをやめて症状が悪化したらまた飲むなどの飲み方をせず、そのままの量で毎日飲み続けることが勧められます。 ★★

---

3 長く効果が続く注射薬があると聞きました。どのような治療でしょうか？（臨床疑問 CQ 2-5）

長く効果が続く注射の抗精神病薬 13 （持効性注射剤：LAI） 18 の場合

◆ メリット：きちんと内服薬を飲めていない可能性がある場合は、再入院が少なくなる、治療を途中でやめてしまうことが少なくなる、死亡が少なくなります。きちんと内服薬を飲めていると考えられる場合、メリットはありません。
また、主治医から持効性注射剤 18 治療の説明を受けたあとで、内服よりも持効性注射剤の治療を受けたいと思っているのであれば、それも重要なポイントです。

症状が安定したあとの治療では、規則的にきちんと内服することが難しい場合や、希望する場合には持効性注射剤 18 を選択することもよいでしょう。 ★

Q₃ 抗精神病薬⑬を飲んでいますが、飲みはじめてから困ったことが起こっています。副作用だと思うのですが、どうすればよいでしょうか？

A ## 主治医や支援者とよく相談しましょう。

抗精神病薬⑬による副作用か、そうではないかをよく検討することが重要です。これらの副作用と思われる症状が生じた場合、薬を飲んでいて困ること、患者自身が感じていることを主治医や支援者に伝えてください。伝えにくい場合は、「主治医に渡すメモ」を活用するとよいでしょう。抗精神病薬⑬による副作用であることがわかった場合にはそのデメリットと、効果によるメリットについて相談して、治療方針を決めましょう。

1 手がふるえる、よだれが出る、飲み込みにくい、身体が動きにくい、口がもぐもぐする、身体が勝手に動くといった症状が出ています。
（臨床疑問 CQ3-1、臨床疑問 CQ3-2、臨床疑問 CQ3-4、臨床疑問 CQ3-5）

錐体外路系の副作用の可能性

抗精神病薬⑬の副作用で、上記のような「薬剤性パーキンソン症状㉞」「急性ジストニア⑥」「遅発性ジストニア⑥」「遅発性ジスキネジア㉖」が生じることがあります。

◆ **治療**：抗精神病薬⑬を減らすこと、一旦中止して他の抗精神病薬⑬に変えることが検討されます。原因となる抗精神病薬⑬が統合失調症の症状に効果がある場合もあり、よく相談して治療方針を決定しましょう。 ★

◆ **予防**：「薬剤性パーキンソン症状㉞」「急性ジストニア⑥」「遅発性ジスキネジア㉖」には、第一世代抗精神病薬㉓よりも、第二世代抗精神病薬㉔を服用することが望ましいです。 ★

JCOPY 88002-128

2 じっと座っていられず、落ち着きません。
（臨床疑問 CQ3-3）

アカシジア ① の可能性
抗精神病薬 ⑬ の副作用で、「下肢のそわそわした動き」「足がムズムズする」「足踏み」「じっと座っていられない」などの身体の落ち着きのなさが生じることがあります。

◆ **治療**：抗精神病薬 ⑬ を減らすこと、一旦中止して他の抗精神病薬 ⑬ に変えることが検討されます。原因となる抗精神病薬 ⑬ が統合失調症の症状に効果がある場合もあり、よく相談して治療方針を決定しましょう。 ★

軽い場合：自分でやり過ごすことができることもあります。

重い場合：強い不安や焦る気持ちがもとで「死にたい気持ち」「人を傷つけたくなる気持ち」になった場合は、重症で緊急性が高い状況です。薬の調整だけでなく、精神療法、入院を含めた環境調整が必要になることがあります。よって、主治医にすぐに相談しましょう。 ★

◆ **予防**：第一世代抗精神病薬 ㉓ よりも、第二世代抗精神病薬 ㉔ を服用することが望ましいです。 ★

3 高熱やひどい汗が出て身体がこわばって会話もできません。
（臨床疑問 CQ4-1）

悪性症候群 ② の可能性
抗精神病薬 ⑬ の生命の危険を伴う副作用で、上記症状が生じることがあります。早急にかかりつけの病院に連絡してください。また、他に重大な身体の病気がないかどうかを慎重に確認する必要があります。 ★

◆ **治療**：悪性症候群 ② の場合は集中的な身体管理と治療が必要です。点滴治療をはじめ、ダントロレン ㉕ 治療、ブロモクリプチン ㉜ 治療、電気けいれん療法 ㉘ が行われます。 ★

◆ **予防**：多剤や大量の薬を飲んでいる場合、飲んでいる薬の量が急に大きく変わったり、薬を飲むのを突然やめたときに悪性症候群 ② が起こりやすくなります。主治医とよく相談して治療方針を決定しましょう。 ★

4 体重が増えてきました。

（臨床疑問 CQ4-2）（エキスパートのコメント④参照 p.29）

体重増加は、特に第二世代の抗精神病薬[13]を内服しているとしばしばみられます。

◆ **治療：** 体重測定、食事変更、栄養教育、運動などを含めた生活習慣の見直しを行うことが望ましいです。 ★

◆ **抗精神病薬[13]の減量は？：** 減薬しても体重減少にはつながらないことがわかっていますので（CQ2-2）、体重の減少を目的とした抗精神病薬[13]の減量は勧められません。 ★

◆ **抗精神病薬[13]の変更は？：** 体重増加のリスクが少ない抗精神病薬[13]もありますが、薬の変更によって統合失調症の症状が悪化する場合があるので、主治医とよく相談してください。 ★

◆ **予防：** 抗精神病薬[13]による治療が始まる前後に定期的に体重を測ることが、自己管理に有効です。 ★

5 便秘が続いています。

（臨床疑問 CQ4-3）（エキスパートのコメント⑤参照 p.30）

まず、便秘の原因について調べ、抗精神病薬[13]が原因なのかどうか医師と確認しましょう。

◆ **治療：**

◆ **他の薬が便秘の原因の場合：** 抗精神病薬[13]と一緒に内服しないほうがよいです。 ★

◆ **抗精神病薬[13]が原因の場合：** 便秘が軽い場合は同じ抗精神病薬[13]を続けたほうがよいです。適切な運動、十分な水分摂取、食物繊維を多く含む食品摂取が望ましいです。下剤の追加が治療に役立つ可能性がありますが、新たな副作用が起こる場合があります。便秘が重い場合は、抗精神病薬[13]を減らすこと、一旦中止して他の抗精神病薬[13]に変えることも検討されます。しかし、便秘の原因となっている抗精神病薬[13]が統合失調症の症状に効果がある場合もありますので、主治医とよく相談しましょう。 ★

◆ **予防：** 便秘になりにくい抗精神病薬[13]を選ぶことが大切です。 ★

JCOPY 88002-128

6 心電図に問題があるといわれました。

（臨床疑問 CQ4-4）

◆ **年に1回の心電図検査の実施**：すべての抗精神病薬 13 には、QT 延長 7 という心電図の問題の副作用がみられる可能性があります。深刻な場合には、速やかな対処が必要になります。よって、年に1回程度の心電図検査を行うことが大切です。抗精神病薬 13 の他に、心電図に影響を与える原因がないか、よく調べてもらうことも大切です。 ★

◆ **抗精神病薬 13 が原因の場合の治療**：抗精神病薬 13 の量を減らすことや、心電図の問題が起こりにくい薬に変えることが望ましいです。 ★

◆ **予防**：複数の抗精神病薬 13 や何種類もの薬を一緒に飲むのを避けることで、心電図の問題が起こりにくくなる可能性がありますので、主治医とよく相談しましょう。 ★

7 性にかかわるところ（身体）に問題が起きました。

（臨床疑問 CQ4-5）

◆ **性機能の問題とは**：抗精神病薬 13 を飲んでいるときに、性欲の減退、勃起や射精の問題、乳房がふくらむ（男女とも）、月経がないなどの性機能の問題がみられることがあります。性機能の問題は、一般的に多くみられ、薬以外の原因で起きることも多いので、原因をよく調べてもらうことが大切です。 ★

◆ **相談**：性機能の問題が気になったときは、主治医や支援者に相談することが大切です。話しづらい場合にはメモを活用しましょう。 ★

◆ **抗精神病薬 13 が原因の場合**：抗精神病薬 13 を減らすこと、一旦中止して他の抗精神病薬 13 に変えることも検討されますが、原因となる抗精神病薬 13 が統合失調症の症状に効果がある場合もあり、主治医とよく相談しましょう。 ★

いろいろな治療を受けてもなかなか良くなりません。どうすればよいでしょうか？

 クロザピン⑨を飲むことが勧められます。

ただし、治療抵抗性統合失調症㉗であるかどうか、医師とよく相談してください。

1 効く薬はあるのでしょうか？（臨床疑問 CQ5-1、臨床疑問 CQ5-3）

クロザピン⑨治療の条件

1種類の抗精神病薬⑬を、十分な量を4週間以上飲んでも症状が良くならないか、副作用で飲めないということが、2種類以上の異なる抗精神病薬⑬で認められた場合を治療抵抗性統合失調症㉗といいます。治療抵抗性統合失調症㉗には、クロザピン⑨（クロザリル®）治療が勧められます。

クロザピン⑨治療

治療抵抗性統合失調症㉗で、他の抗精神病薬⑬と比較した場合

◆ **メリット**：幻覚や妄想などの症状が全体的に軽くなる、やる気が出ない、感情が出にくいなどの症状が良くなる。

◆ **メリット（副作用）**：手がふるえる、飲み込みにくい、身体が動きにくい、口がもぐもぐする、身体が勝手に動くといった錐体外路系副作用が少ない。

◆ **デメリット**：その他の副作用が多い（**2**を参照）。

◆ **デメリット（一部の指定病院における治療）**：安全管理のため入院における治療開始が必要です。治療中は定期的な血液検査が必須です。通院している病院でクロザピン⑨の治療ができない場合は、クロザピン⑨治療を行っている病院への紹介について主治医と相談してください。

以上から、治療抵抗性統合失調症㉗に対して、有効な治療薬はクロザピン⑨だけなので、クロザピン⑨による治療が強く推奨されます。 ★★★

クロザピン⑨治療で十分な効果がなかった場合

電気けいれん療法㉘の併用は効果が長続きしないという報告がありますが、精神症状を良くする可能性があります。よって、クロザピン⑨による治療で、十分な効果がなかった場合の併用療法は、電気けいれん療法㉘が望ましいです。 ★

JCOPY 88002-128

2 クロザピン ⑨ で副作用が出ました。（臨床疑問 CQ5-2）

クロザピン ⑨ の副作用の特徴

クロザピン ⑨ に特徴的な副作用には、好中球減少症・無顆粒球症 ㉝、心筋炎・心筋症 ⑲、けいれん ⑩、よだれ、発熱などがあります。抗精神病薬 ⑬ でよくみられる副作用（体重増加、錐体外路症状 ⑳、便秘、心電図異常、性機能障害 ㉑ など）については第 3 章を参照してください。

◆ **副作用への対応**：クロザピン ⑨ の副作用が出たときは、クロザピン ⑨ を減らし、副作用が重いときは中止して、他の抗精神病薬 ⑬ に変更することを考えます。一方で、治療抵抗性統合失調症 ㉗ では他の抗精神病薬 ⑬ の効果に乏しいため、クロザピン ⑨ が効いているときには、副作用が出てもクロザピン ⑨ を続ける場合がありますので、主治医とよく相談してください。 ★

3 クロザピン ⑨ 以外の治療法（電気けいれん療法 ㉘ など）はありますか？（臨床疑問 CQ5-4、臨床疑問 CQ5-5）

◆ **電気けいれん療法 ㉘**：抗精神病薬 ⑬ と電気けいれん療法 ㉘ の併用は、短期的に精神症状を改善させて再発を減少させる可能性があります。一方、認知機能の悪化の可能性が報告されています。このため、クロザピン ⑨ 以外の抗精神病薬 ⑬ と電気けいれん療法 ㉘ の併用は、クロザピン ⑨ が使えない場合にだけ行うことが望ましいです。なお、抗精神病薬 ⑬ を併用せずに電気けいれん療法 ㉘ のみを行うことは勧められていません。 ★

◆ **抗精神病薬 ⑬ の変薬は？**：クロザピン ⑨ や電気けいれん療法 ㉘ を行わない場合、別の抗精神病薬 ⑬ を単剤で使用することは検討されますが、特にどの抗精神病薬 ⑬ が有効かはわかっていません。 ★

◆ **向精神薬 ⑬ との併用は？**：クロザピン ⑨ 以外の抗精神病薬 ⑬ とその他の向精神薬 ⑭（抗うつ薬 ⑪、睡眠薬 ⑯、抗不安薬 ⑯ など）は併用しないことが望ましいです。 ★

Q₅ 1〜4章以外のよくある質問

1 　**眠れません。**（臨床疑問 CQ6-1）

不眠には統合失調症によるものの他に、薬や環境、他の病気によるものなどさまざまな原因があるので、詳しい診察・検査を行ったうえで、それぞれの原因に基づいた治療が必要です。現在のところ、統合失調症の不眠に対して、安全で効果のはっきりした薬はありません。　★

2 　**頓服薬について教えてください。**

（臨床疑問 CQ6-2）（エキスパートのコメント⑥参照 p.31）

統合失調症の方が不安になったり、気持ちが落ち着かなくなったり、眠れないときに、向精神薬⑭の頓服使用がしばしば行われています。しかし、向精神薬⑭の頓服使用が有効であるという研究結果は出ていませんので、積極的な使用は望ましいとはいえません。　★

3 　**日中眠くてたまりません。**

（臨床疑問 CQ6-3）（エキスパートのコメント⑦参照 p.32）

統合失調症で、寝過ぎたり（過眠）、昼間の眠気が強い場合は、まず、他の病気が合併していないか、抗精神病薬⑬以外の薬によるものかなど、原因を明らかにすることが大切です。特にベンゾジアゼピン受容体作動薬や抗うつ薬⑪の併用で眠気が強くなることが多いので、主治医と相談しながらこれらの薬を減らすか中止するとよいでしょう。抗精神病薬⑬が眠気の原因となっている場合は、抗精神病薬⑬を減量するか変更することも考えられます。しかし薬の減量や変更によって症状が悪化する可能性もあるので、主治医と相談しながら慎重に調整することをお勧めします。　★

4 　**気分が落ち込みます。**（臨床疑問 CQ6-4）

統合失調症の気分の落ち込みは、いろいろな原因がありますので、主治医と相談して原因を明らかにしましょう。統合失調症の症状によって生じる気分の落ち込みについては、抗精神病薬⑬によって改善すると考えられています。　★
抗精神病薬⑬を減量しても気分の落ち込みは改善しないので、抗精神病薬⑬の減量はしないほうがよいでしょう。抗うつ薬⑪を飲んでも改善はなく、併用はしないほうがよいと考えられています。　★

JCOPY 88002-128

5　頭の働きが良くない気がします。（臨床疑問 CQ6-5）

統合失調症の主な症状の1つに頭がうまく働かなくなる認知機能障害 30 があります。統合失調症の認知機能障害 30 を改善するためには、第一世代抗精神病薬 23 よりも第二世代抗精神病薬 24 を使うことが勧められ、抗コリン薬 12 やベンゾジアゼピン受容体作動薬を使わないことが勧められています。心理社会的治療も有効です。★★★

6　怒りっぽくなりました。（臨床疑問 CQ7-1）

興奮したり、怒りっぽくなった場合には、まずはその理由についてよく話し合いましょう。統合失調症の症状である場合には、第二世代抗精神病薬 24 の服用が勧められます。服用ができない場合は注射を使うこともあり、その場合は、オランザピンの筋肉注射の使用が勧められます。★★

7　考えや行動が止まったりします。（臨床疑問 CQ7-2）

考えや行動が止まったり、身体が硬直する症状が起こった場合は、統合失調症の症状である場合に加えて、緊張病 8 の可能性がありますので、主治医と相談しましょう。緊張病 8 の場合、全身状態に注意したうえで、通常の統合失調症に沿った薬物療法が望ましいです。電気けいれん療法 28 やベンゾジアゼピン受容体作動薬の治療を検討する場合もあります。★

8　たくさん水を飲んでしまいます。（臨床疑問 CQ7-3）

非常に多く水を飲んでしまうことを病的多飲水 31 といいます。その際は、第二世代抗精神病薬 24 が有効である可能性があります。治療抵抗性統合失調症 27 の場合には、クロザピン 9 が勧められます。第二世代抗精神病薬 24 以外の薬では、水を多く飲んでしまう症状をやわらげることのできる治療法は残念ながらありません。★

9　妊娠・授乳のとき、薬はどうすればよいでしょうか？
（臨床疑問 CQ7-4, 臨床疑問 CQ 7-5）

妊娠・授乳のときに抗精神病薬 13 を継続して飲むと、再発と入院を減らせると考えられています。妊娠時に抗精神病薬 13 を飲んでも、赤ちゃんの奇形の増加や発達の遅れなどは認められません。抗精神病薬 13 を服用しながら母乳を与えた場合でも、赤ちゃんへの影響が起こる可能性は低いです。よって、妊娠・授乳のときも抗精神病薬 13 を継続して飲むことをお勧めします。★

エキスパートのコメント ❶ ....

薬を飲もうとしないのですがどうしたらいいですか？

　統合失調症には抗精神病薬⑬治療が有用ですので、抗精神病薬⑬を飲む必要があります。しかし、統合失調症の方は自分が統合失調症であるという自覚（病識といいます）をもちにくいため、しばしば、薬を飲もうとしない場合があります。この病識の程度は、全く病気ではないと信じている場合から、病気であることはわかっていてもその理解の程度が十分でない場合までさまざまです。ただ、薬を飲もうとしない理由は病識が乏しいことだけが原因ではありません。

　支援者の方は、なぜ薬を飲みたくないかを聞いてみて、その気持ちを受け入れてみましょう。病識が十分でなくても薬を飲んでいる方はたくさんいます。薬を飲まない理由がさまざまであるように、薬を飲む理由もさまざまです。患者の気持ちに寄り添うことで、薬を飲むようになるきっかけがつかめます。例えば統合失調症であることは認めていなくても、薬を飲むと眠れる、落ち着くという理由で薬を飲む方もたくさんいます。また、家族が自身のことを心配して飲んでほしいというからという理由で薬を飲む方もいます。副作用があるから飲みたくないという方もいれば、効果が感じられないので飲みたくないという方もいます。副作用と思っているものが実は病気の症状である場合や、薬を飲む前よりはかなり良くなっている場合などは、それを説明することで飲むようになる場合もあります。また、支援者の方も一人で悩まずに、他の支援者や医師に相談してみることもよいでしょう。

　患者の方は薬を飲みたくない場合には、その理由を医師や支援者に伝え、医師や支援者の方は薬を飲もうとしない場合には、その理由を患者に尋ねるべきです。お互いにコミュニケーションをとることにより、なぜ飲もうとしないのかが共有され、解決に向かうことができると思います。

JCOPY 88002-128

エキスパートのコメント❷

> ## 精神科の薬を飲んでも大丈夫ですか？

　精神科の薬は適切に使用すれば問題ありません。不要な薬を飲んだり、必要以上に飲み過ぎたり、効果が出ないほど減らして飲むと、メリットよりもデメリットが大きくなります。精神疾患のなかでも、特に統合失調症の治療は、抗精神病薬⓭で行うことが世界中で認められた標準的な治療です。このガイドでも、抗精神病薬⓭の単剤治療が勧められています。

　抗精神病薬⓭は、統合失調症のために調節が難しくなった脳神経の働きを調整して、脳の働きを改善させることで病気を治療します。たくさんの患者に使って、病気に効果があり、飲むことのメリットがデメリットを上回ることが証明された薬が、その病気の適応薬として認可されます。また、科学的に証明された世界中の治療成績などの報告をもとに、より効果が高く安全な治療を行えるように、診療ガイドラインが作られています。

　病気を長期間放っておくと、進行して生活全般に影響する可能性があります。まずは統合失調症の症状を改善して、ぶり返さないようにできるだけ安定させましょう。治療により症状をコントロールし、より充実した生活が送れるように、薬を効果的に用いることが勧められます。

　疑問があれば信頼できる主治医に相談してください。薬なんて飲みたくない、いつになったら良くなるのか、良くなったら減らしたいと思うこともあると思います。人にもよりますが、統合失調症は一般的にいって慢性疾患ですので、薬と長く付き合っていかなければいけないことがしばしばあります。人は一人一人違っており、全く同じ状態の人はいません。インターネットや自分とは違う状態の人の話は、あくまでも参考にとどめてください。一人で思い悩んで判断せず、患者と支援者が一丸となることによって、病気を克服していくことができると信じています。このガイドを活用し、安心して治療を受けてもらえることを願っています。

> 安定しても薬を同じ量で飲み続ける必要があるといわれていますが、どうしても減らしたい場合はどうしたらよいのでしょうか？

　統合失調症の治療中に、薬を減らしたいと思ったら、まず飲んでいる薬を確認しましょう。統合失調症の治療薬は抗精神病薬⓭です。抗精神病薬⓭以外の薬も処方されていたら、その必要性を相談したうえで、減らし、中止できないか主治医に相談してみてください。抗精神病薬⓭が２種類以上処方されていたら、１種類に整理できないかを主治医と相談し、整理してみてください。

　１種類の抗精神病薬⓭だけを服用しているときにも、主治医とよく相談してください。副作用が出ているために薬を減らしたい場合は、薬を減らすと副作用が軽くなることがありますが、症状が悪くなる可能性は増えますので注意が必要です。抗精神病薬⓭の量を減らすか減らさないかについて調べた研究では、症状が安定している場合に限り、減量後の抗精神病薬⓭の量がクロルプロマジン換算で 200mg 以下でなければ、比較的安全に減らせるかもしれない、というあいまいな研究成果があります。クロルプロマジン換算とは、抗精神病薬⓭の量をクロルプロマジンという薬の量に置き換えて、比較するための換算値です。例えばリスペリドン 1mg はクロルプロマジン 100mg に相当するとされています。この研究成果は 200mg までならだれでも減らせるというものではありません。この 200mg とはぞれぞれの薬の添付文書に記載されている有効投与量の範囲の中の一番低い量と一致しています。この研究成果は 200mg までならだれでも減らせるというものではなく、結論を出すには今後さらなる研究が必要です。現在のガイドラインでは、薬は減量せずに内服を続けることがお勧めされています。

エキスパートのコメント ④

体重が増えない薬はないのでしょうか？

　抗精神病薬⑬による体重増加と体重増加による苦痛は、積極的に薬による治療を受けようという気持ちの低下につながります。基本的にすべての抗精神病薬⑬は体重増加をきたすリスクをもっています。そのなかで、体重増加をきたすリスクの高い薬と低い薬があります。体重増加をきたす確率の高い薬の代表はクロザピン⑨、オランザピン、クエチアピンです。

　また、抗精神病薬⑬により体重の増え方が著しく、場合によっては10kg以上増えることもあります。体重が増えた場合は、血液検査を受け、血糖値や中性脂肪、コレステロール値などを確認してください。さらに血圧も測ってみましょう。腹囲も測ればメタボリック症候群の診断がつくかもしれません。この場合、内科的治療が必要になることもあります。体重を落とすためには食事の見直しと適度な運動を行い、減量にトライしてみてください。病院の栄養士さんに相談すると専門家からのアドバイスを受けることできます。それでも体重が減らない場合は主治医に薬を変えてもらうことも考えましょう。

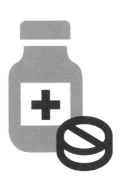

便秘を起こしやすい薬とはどんな薬？

　便秘は、生活の質に大きく影響を与える問題の１つで、生活習慣や食事の内容、病気などが原因になりますが、薬が原因でも起こります。腸の動きを悪くして、便を出しにくくする作用をもつ薬が便秘を起こしやすくさせます。

　統合失調症の治療でも抗精神病薬 ⑬ と一緒にこの作用をもつ薬がよく使われています。錐体外路症状 ⑳ と呼ばれる抗精神病薬 ⑬ の副作用を減らすための抗コリン薬 ⑫ や第一世代の抗ヒスタミン薬、不眠、不安、興奮に対して使われるベンゾジアゼピン受容体作動薬、気分の落ち込みを改善する抗うつ薬 ⑪ などが便秘を起こしやすくさせます。

　また、抗精神病薬 ⑬ の一部にも便秘を起こしやすくさせる薬剤があります。便秘を起こしやすくさせる薬は認知機能を低下させる場合があることがあり、便秘の問題を含めて、ガイドラインでは抗コリン薬 ⑫、ベンゾジアゼピン受容体作動薬は飲まないことが勧められています。さらに気分が落ち込んだときに抗うつ薬 ⑪ を飲むことも勧められていません。つまり、これらの便秘を起こしやすい薬を飲まずに治療を行うことがお勧めです。

　便秘で悩まれている場合は、飲んでいる抗精神病薬 ⑬ 以外の薬がどの程度影響しているのかも、主治医や薬剤師に相談してみてください。

JCOPY 88002-128

エキスパートのコメント❻

頓服薬ってどういうときに使うの？

　頓服薬は、医師との話し合いの結果処方される、患者の判断で飲むことのできる薬です。1回に飲む量だけでなく、1日に飲む回数や何時間あけたらまた飲んでもよいのかなどがあらかじめ決まっています。

　精神科だと「眠れないとき」「不安なとき」「落ち着かないとき」などに飲むよう処方されることがあるかもしれません。ただ、それぞれの症状に対して頓服薬を飲むのがいちばんよい解決策なのかは、考えておく必要があります。決まった時間に飲む定時薬と違って、頓服薬は長い期間続けて飲むものではありません。いつまでも頓服薬を飲んでいるよりは、定時薬を調整したほうがよいこともあります。

　頓服薬をどんなときに飲むのか、どのくらいまで飲んでよいのか、どうやったら飲まなくてもよくなるのかについて主治医と共有して、上手に使いこなしましょう。

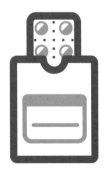

エキスパートのコメント

眠れない、または眠り過ぎで困ったときは？

　夜に十分眠れず、睡眠不足のために日中に眠気や体のだるさ、疲れやすさを生じることを不眠症、昼夜を問わずにいつでも眠くなってしまうことを過眠症といいます。睡眠は体のリズムです。そのリズムが乱されたときに不眠や過眠が生じていると考えられますから、不眠や過眠となったときには、体のリズムを整えるようにしましょう。リズムを乱す原因となりやすいものは、たばこやお酒、医薬品、全身の病気、精神疾患、日常生活における悩み事、などがあります。これらの原因のうち対応できるものを見つけて対応していくことが治療になります。まずは生活リズムを整える。整えるために朝一定の時間に起きて、陽の光を浴びる。日中に体を動かす。夜はカフェインやアルコール、たばこといった刺激物を避けるなどから始めるとよいでしょう。

　薬で対応できることとしては、不眠に対しては不眠を生じる薬を減らす、過眠に対しては、眠気を生じる薬や睡眠薬 ⑯ を減らす、朝や昼に飲んでいる薬を夜にまとめるなどの工夫があります。どの薬が不眠や眠気を生じやすいか、減らしても安全であるかなどは必ず主治医と相談してください。

JCOPY 88002-128

用語解説（五十音順）

1　アカシジア（p.19）

座ったままでじっとしていられず、身体がそわそわして動き回る症状が出ます。大変つらい症状の場合もあります。通常は原因となっている薬の中止・減量で消失または軽減します。

2　悪性症候群（p.19）
（あくせいしょうこうぐん）

抗精神病薬などの増量、変更、中止時などに「急な高熱」「汗をかく」「ぼやっとする」「手足のふるえ」「身体のこわばり」「話しづらさ」「よだれ」「飲み込みにくさ」「脈が速くなる」「息が荒くなる」「血圧が上がる」などの症状が出る副作用です。

3　悪性症候群治療薬
（あくせいしょうこうぐん ち りょうやく）

筋肉の細胞が過剰に興奮しないよう作用して筋肉を弛緩させ、悪性症候群の症状を軽減させる薬剤です。

4　塩類下剤
（えんるい げ ざい）

主に大腸に作用して、便に含まれる水分量を増加させて便通を促す薬剤です。

5　気分安定薬・抗てんかん薬（p.10、15）
（き ぶんあんていやく）

神経の働きのバランスを整え、気分を安定させる薬剤です。てんかん発作の予防にも使われます。

6　急性ジストニア、遅発性ジストニア（p.16、18）
（ち はつせい）

ジストニアとは、運動障害の１つで、勝手に筋肉に力が入り、ねじれ運動やふるえなど異常な運動がみられます。薬剤性の場合、抗精神病薬によって生じることがあり、薬の投与後すぐに症状が生じるものを急性、時間が経過してから症状生じるものを遅発性と呼びます。薬を急にやめて悪くなることもあるので、注意が必要です。

7　QT 延長（p.21）

QT は、心電図波形の一部分です。心臓が収縮し始めるときが Q 波、弛緩したと
（しんでん ず は けい）　　　　　　　　　　　　　　　　　　　　（し かん）

きが T 波にあたり、Q 波が出始めてから T 波の終わりまでが QT 時間です。この QT 時間が異常に長くなったものが QT 延長です。

---

⑧ **緊張病** (p.25)

長い時間動きが止まる、同じ動作を繰り返す、自発的な動きができなくなるといった身体の動きが低下する症状を起こす症候群です。統合失調症以外の精神疾患でも起こることがあります。

---

⑨ **クロザピン** （p.22、23、25、29）

治療抵抗性統合失調症に対して有用であるとして適応が認められている薬剤です。

---

⑩ **けいれん** （p.23）

自分の意思とは関係なく筋肉に力が入る状態です。脳の疾患である「てんかん」の発作、脳血管疾患や身体疾患の症状としてみられるもの、薬物やアルコールに関連して発生するものなどがあります。

---

⑪ **抗うつ薬** （p.10、15、23、24、30）

脳内のセロトニン、ノルアドレナリン神経に作用し、気分の落ち込みを改善する薬剤です。

---

⑫ **抗コリン薬（抗パーキンソン病薬）** （p.25、30）

脳内のアセチルコリン神経の働きを遮断することでドパミン神経とのバランスをとり、パーキンソン症状（手足のふるえ、筋肉のこわばりなど）の軽減を図る薬剤です。

---

⑬ **抗精神病薬** （p.9、10、14-30）

統合失調症の症状を抑えるのに有効な薬の総称です。開発時期や作用の違いなどにより大きく 2 つのグループ、第一世代抗精神病薬（定型抗精神病薬）と第二世代抗精神病薬（非定型抗精神病薬）に分けられています。

---

⑭ **向精神薬** （p.10、15、23、24）

抗精神病薬、抗うつ薬、抗不安薬、気分安定薬、睡眠薬、抗てんかん薬など精神科で使う薬の総称です。薬の対照表では向精神薬全般について記載しています。

JCOPY 88002-128

15 抗パーキンソン病薬

脳内のドパミン神経の働きを増強させ、パーキンソン症状を軽減する薬剤です。

16 抗不安薬・睡眠薬（ベンゾジアゼピン受容体作動薬など）(p.10、15、23、32)

活発になっている神経の活動を抑えるなどして、不安な気持ちを軽減させたり眠気を促したりする薬剤です。

17 刺激性下剤

腸の神経を刺激することで、便通を促す薬剤です。

18 持効性注射薬（長く効果が続く注射薬）(p.17)

肩や腰などの筋肉に打つことによって長期間にわたり効果が期待できる注射タイプの抗精神病薬です。現在、日本では6種類が使用できますが、種類によって2〜12週と持続期間に差があります。別称：デポ剤、LAIなど

19 心筋炎・心筋症 (p.23)

心臓の筋肉に炎症を生じた状態です。心臓の動きが悪くなり、発熱、動悸、めまい、息切れなどの心不全症状を生じ、時には生命にかかわります。細菌やウイルスの感染、薬の副作用、自己免疫疾患などの全身性疾患などさまざまな病気によって引き起こされることがあります。薬によって生じた場合には原因薬剤を中止します。

20 錐体外路症状 (p.23、30)

「動作が遅くなった」「声が小さくなった」「表情が少なくなった」「歩き方がふらふらする」「歩幅がせまくなった」「一歩目が出ない」「手がふるえる」「止まれず走り出すことがある」「手足が固い」などの症状が、脳内のドパミンという物質が不足して起きる症状のことをいいます。抗精神病薬が原因になることがあります。

21 性機能障害 (p.23)

性欲減退や勃起、オーガズムの障害、月経障害や無月経、乳汁漏出、乳房肥大などのほか、血中プロラクチン増加などの検査値の変化も含まれます。

㉒ **その他の下剤**

小腸に作用して腸への水分排泄を促したり、塩類下剤とは異なる作用で便の水分量を増加させたりして便通を促す薬剤です。

㉓ **第一世代抗精神病薬（定型抗精神病薬）** (p.18、19、25)

ドパミン神経の活動を抑えることにより、統合失調症の症状を改善する薬剤です。

㉔ **第二世代抗精神病薬（非定型抗精神病薬）** (p.18、19、25)

ドパミン神経に加え、セロトニン神経などの活動を抑えることにより、統合失調症の症状を改善する薬剤です。第一世代抗精神病薬と比較して、錐体外路系副作用が少ない薬です。

㉕ **ダントロレン** (p.19)

悪性症候群や麻酔時における悪性高熱症などに効能効果をもつ薬です。内服と注射があります。

㉖ **遅発性ジスキネジア** (p.16、18)

自分では止められない、または止めてもすぐに出現する動きで、「繰り返し唇をすぼめる」「舌を左右に動かす」「口をもぐもぐさせる」「口を突き出す」「歯を食いしばる」「目を閉じるとなかなか開かずしわを寄せている」「勝手に手が動いてしまう」「足が動いてしまって歩きにくい」「手に力が入って抜けない」「足が突っ張って歩きにくい」など、他の人から見ると、自分で勝手に動いているのか、止められないで困っているのかわからないような動きです。抗精神病薬などを長期間使用することで出現すること（遅発性）があります。

㉗ **治療抵抗性統合失調症** (p.22、23、25)

十分量の抗精神病薬を2種類以上規則正しく4週間以上服用しても、幻覚や妄想などの症状が続いたり、改善がみられないような統合失調症のことをいいます。

㉘ **電気けいれん療法（electroconvulsive therapy：ECT）** (p.22、23、25)

頭部に通電することで人為的にけいれん発作を誘発し、精神症状を改善する治療法です。現在では、静脈麻酔と筋弛緩薬によりけいれん発作による副作用を軽減した、より安全性と有効性の高い修正型電気けいれん療法（modified-ECT：

JCOPY 88002-128

m-ECT）が行われています。

---

29 ドパミン作動薬・持続性ドパミン作動薬

脳内のドパミン神経受容体に直接作用することで、同神経の働きを強める薬剤です。

---

30 認知機能障害（p.25）

認知機能とは、人がものを認識するために必要な知的な能力のことで、記憶力、集中力、実行能力、問題解決能力などさまざまな能力を含んでいます。統合失調症ではこれらの認知機能が低下し、生活や社会活動全般に支障をきたすことがあります。

---

31 病的多飲水・水中毒（p.25）

水をたくさん飲んで、体重が5〜10％以上も増えてしまうような状態を病的多飲水といいます。水を飲み過ぎると、血液が水で薄まってしまい、血液の中のナトリウムが低くなってしまいます。そうすると、頭痛、嘔吐、意識混濁などの症状が起こります。これを水中毒といい、時には命が危険になることがあります。

---

32 ブロモクリプチン（p.19）

産褥性乳汁分泌抑制、乳汁漏出症、高プロラクチン血性排卵障害、高プロラクチン血性下垂体腺腫（外科的処置を必要としない場合に限る）、末端肥大症、下垂体性巨人症、パーキンソン症候群に効能効果をもつ薬ですが、悪性症候群のために使用されることがあります。

---

33 無顆粒球症（p.23）

白血球にある顆粒球（好中球）が極端に減少し、細菌などに感染しやすくなり、重度の感染症を引き起こすものです。

---

34 薬剤性パーキンソン症状（筋固縮、振戦）（p.18）

筋固縮は、筋緊張が亢進することで、関節を曲げ伸ばししたときに抵抗が生じることを指します。関節運動の速度に依存せず、関節の曲げはじめから終わりまで筋緊張の亢進が生じていることが特徴です。振戦とは、自分では抑えられない手、頭、声帯、体幹、脚などの身体の一部に起こる、不随意でリズミカルなふるえです。

薬剤リスト

薬の対照表

　次のページからはじまる「商品名」を五十音順に並べた表は、患者や支援者が、服用している薬について調べたい場合に使いやすいものです。
　「薬効分類」ごとに記載されている表は、本ガイドに記載されている「一般名」の薬の「商品名」を知りたい場合などに用います。すべて用法や飲み心地などへの影響を念頭に置き、剤型の違いがわかるように表記しました。なお、2023年6月時点で販売中の薬を掲載しています。

薬の一般名（成分名）と商品名：薬には、一般名（成分名）と商品名があります。一般名は薬の主成分の名前で、1つしかありません。商品名は発売する会社がつけた名前で、実際に売られている薬の名前です。そのため製薬会社ごとに名前が異なる場合があります。

薬効分類：本ガイドに記載されている抗精神病薬など、同じ効果を示す薬の分類です。

剤型：薬は錠剤や散剤（粉薬）、そして注射剤のように、いくつかの薬の形があり、その特徴に応じてさまざまに使い分けられています。（口腔内で溶かす）舌下錠、（皮膚に貼って使用する）テープ剤など、新たな剤型の薬も登場しています。（薬の成分が少しずつ長時間放出されるように加工された）徐放製剤は（徐放）と表記し、散・（散剤よりも粒が大きい）顆粒・（甘みをつけた）ドライシロップ・（薬の主成分の結晶や粉である）原末などは散剤、内用液・シロップ・（甘み・芳香を付けた内服液である）エリキシルなどは液剤と表記しました。

JCOPY 88002-128

商品名 (五十音順)	一般名 (成分名)	薬効 (世代) 分類	剤形情報など
アーテン	トリヘキシフェニジル	抗コリン薬 (抗パーキンソン病薬)	錠剤, 散剤
アイオナール・ナトリウム	セコバルビタール	抗不安薬・睡眠薬	注射剤
アキネトン	ビペリデン	抗コリン薬 (抗パーキンソン病薬)	錠剤, 散剤, 注射剤
アクセノン	エトトイン	抗てんかん薬	散剤
アジャスト A	センナ	刺激性下剤	錠剤
アストモリジン	フェノバルビタール	抗てんかん薬	錠剤
アタラックス -P	ヒドロキシジン	抗不安薬・睡眠薬	錠剤, カプセル, 散剤, 液剤, 注射剤
アナフラニール	クロミプラミン	抗うつ薬	錠剤, 注射剤
アポプロン	レセルピン	第一世代抗精神病薬	錠剤, 散剤, 注射剤
アミティーザ	ルビプロストン	その他の下剤	カプセル
アミトリプチリン	アミトリプチリン	抗うつ薬	錠剤
アモキサン	アモキサピン	抗うつ薬	カプセル, 散剤
アモバン	ゾピクロン	抗不安薬・睡眠薬 (ベンゾジアゼピン受 容体作動薬)	錠剤
アリピプラゾール	アリピプラゾール	第二世代抗精神病薬	錠剤, OD 錠, 散剤, 液剤
アルプラゾラム	アルプラゾラム	抗不安薬・睡眠薬 (ベンゾジアゼピン受 容体作動薬)	錠剤
アレビアチン	フェニトイン	抗てんかん薬	錠剤, 散剤, 注射剤
アロエ	アロエ	刺激性下剤	散剤
アローゼン	センナ	刺激性下剤	散剤
アンプリット	ロフェプラミン	抗うつ薬	錠剤
イーケプラ	レベチラセタム	抗てんかん薬	錠剤, 散剤, 注射剤
イソミタール	アモバルビタール	抗不安薬・睡眠薬	散剤

商品名 (五十音順)	一般名 (成分名)	薬効 (世代) 分類	剤形情報など
イノベロン	ルフィナミド	抗てんかん薬	錠剤
イフェクサー	ベンラファキシン	抗うつ薬	カプセル (徐放)
イミドール	イミプラミン	抗うつ薬	錠剤
インヴェガ	パリペリドン	第二世代抗精神病薬	錠剤 (徐放)
ウインタミン	クロルプロマジン	第一世代抗精神病薬	散剤
エクセグラン	ゾニサミド	抗てんかん薬	錠剤, 散剤
エスクレ	抱水クロラール	抗不安薬・睡眠薬	坐剤, 注腸剤
エスシタロプラム	エスシタロプラム	抗うつ薬	錠剤
エスゾピクロン	エスゾピクロン	抗不安薬・睡眠薬 (ベンゾジアゼピン受容体作動薬)	錠剤
エスタゾラム	エスタゾラム	抗不安薬・睡眠薬 (ベンゾジアゼピン受容体作動薬)	錠剤
エチゾラム	エチゾラム	抗不安薬・睡眠薬 (ベンゾジアゼピン受容体作動薬)	錠剤, 散剤
エバミール	ロルメタゼパム	抗不安薬・睡眠薬 (ベンゾジアゼピン受容体作動薬)	錠剤
エビリファイ	アリピプラゾール	第二世代抗精神病薬	錠剤, OD 錠, 散剤, 液剤, 持効性注射剤 (LAI)
エピレオプチマル	エトスクシミド	抗てんかん薬	散剤
エミレース	ネモナプリド	第一世代抗精神病薬	錠剤
オスポロット	スルチアム	抗てんかん薬	錠剤
オランザピン	オランザピン	第二世代抗精神病薬	錠剤, OD 錠, 散剤
加香ヒマシ油	加香ヒマシ油	刺激性下剤	液剤 (油)
ガバペン	ガバペンチン	抗てんかん薬	錠剤, 液剤
カルバマゼピン	カルバマゼピン	気分安定薬・抗てんかん薬	錠剤, 散剤

JCOPY 88002-128

商品名（五十音順）	一般名（成分名）	薬効（世代）分類	剤形情報など
クアゼパム	クアゼパム	抗不安薬・睡眠薬（ベンゾジアゼピン受容体作動薬）	錠剤
グーフィス	エロビキシバット	その他の下剤	錠剤
クエチアピン	クエチアピン	第二世代抗精神病薬	錠剤, 散剤
グラマリール	チアプリド	第一世代抗精神病薬	錠剤, 散剤
グランダキシン	トフィソパム	抗不安薬・睡眠薬（ベンゾジアゼピン受容体作動薬）	錠剤, 散剤
クランポール	アセチルフェネトライド	抗てんかん薬	錠剤, 散剤
クレミン	モサプラミン	第一世代抗精神病薬	錠剤, 散剤
クロザリル	クロザピン	第二世代抗精神病薬	錠剤
クロチアゼパム	クロチアゼパム	抗不安薬・睡眠薬（ベンゾジアゼピン受容体作動薬）	錠剤
クロフェクトン	クロカプラミン	第一世代抗精神病薬	錠剤, 散剤
クロルジアゼポキシド	クロルジアゼポキシド	抗不安薬・睡眠薬（ベンゾジアゼピン受容体作動薬）	錠剤, 散剤
クロルプロマジン	クロルプロマジン	第一世代抗精神病薬	錠剤
コレミナール	フルタゾラム	抗不安薬・睡眠薬（ベンゾジアゼピン受容体作動薬）	錠剤, 散剤
コンスタン	アルプラゾラム	抗不安薬・睡眠薬（ベンゾジアゼピン受容体作動薬）	錠剤
コントール	クロルジアゼポキシド	抗不安薬・睡眠薬（ベンゾジアゼピン受容体作動薬）	錠剤, 散剤
コントミン	クロルプロマジン	第一世代抗精神病薬	錠剤, 注射剤
サイレース	フルニトラゼパム	抗不安薬・睡眠薬（ベンゾジアゼピン受容体作動薬）	錠剤, 注射剤
サインバルタ	デュロキセチン	抗うつ薬	カプセル

薬剤リスト

商品名順

商品名 (五十音順)	一般名 (成分名)	薬効 (世代) 分類	剤形情報など
サブリル	ビガバトリン	抗てんかん薬	散剤
ザロンチン	エトスクシミド	抗てんかん薬	液剤
酸化マグネシウム	酸化マグネシウム	塩類下剤	錠剤, 散剤
ジアゼパム	ジアゼパム	抗不安薬・睡眠薬 (ベンゾジアゼピン受容体作動薬)	錠剤, 注射剤
ジェイゾロフト	セルトラリン	抗うつ薬	錠剤, OD 錠
シクレスト	アセナピン	第二世代抗精神病薬	舌下錠
ジスバル	バルベナジン	遅発性ジスキネジア治療薬	カプセル
ジプレキサ	オランザピン	第二世代抗精神病薬	錠剤, OD 錠, 散剤, 注射剤
重カマ	酸化マグネシウム	塩類下剤	散剤
重質酸化マグネシウム	酸化マグネシウム	塩類下剤	散剤
人工カルルス塩	硫酸ナトリウム	塩類下剤	散剤
新レシカルボン	炭酸水素ナトリウム・無水リン酸二水素ナトリウム	刺激性下剤	坐剤
スインプロイク	ナルデメジン	その他の下剤	錠剤
スナイリン	ピコスルファートナトリウム	刺激性下剤	散剤
スピロピタン	スピペロン	第一世代抗精神病薬	錠剤
スルピリド	スルピリド	その他	錠剤, カプセル, 散剤
スルモンチール	トリミプラミン	抗うつ薬	錠剤, 散剤
セチプチリン	セチプチリン	抗うつ薬	錠剤
セチロ	ダイオウ	刺激性下剤	錠剤
セディール	タンドスピロン	抗不安薬・睡眠薬	錠剤
セドリーナ	トリヘキシフェニジル	抗コリン薬 (抗パーキンソン病薬)	錠剤
セパゾン	クロキサゾラム	抗不安薬・睡眠薬 (ベンゾジアゼピン受容体作動薬)	錠剤, 散剤
ゼプリオン	パリペリドン	第二世代抗精神病薬	持効性注射剤 (LAI)

JCOPY 88002-128

商品名 (五十音順)	一般名 (成分名)	薬効 (世代) 分類	剤形情報など
ゼプリオン TRI (12 週間量)	パリペリドン (/12w)	第二世代抗精神病薬	持効性注射剤 (LAI)
セルシン	ジアゼパム	抗不安薬・睡眠薬 (ベンゾジアゼピン受容体作動薬)	錠剤 , 散剤 , 液剤 , 注射剤
セルトラリン	セルトラリン	抗うつ薬	錠剤 , OD 錠
セレナール	オキサゾラム	抗不安薬・睡眠薬 (ベンゾジアゼピン受容体作動薬)	錠剤 , 散剤
セレニカ	バルプロ酸ナトリウム	気分安定薬・抗てんかん薬	錠剤 (徐放) , 散剤 (徐放)
セレネース	ハロペリドール	第一世代抗精神病薬	錠剤 , 散剤 , 液剤 , 注射剤
セロクエル	クエチアピン	第二世代抗精神病薬	錠剤 , 散剤
センナ	センナ	刺激性下剤	散剤
センノシド	センノシド	刺激性下剤	錠剤 , 散剤
ゾニサミド	ゾニサミド	抗てんかん薬	錠剤 , 散剤
ゾピクロン	ゾピクロン	抗不安薬・睡眠薬 (ベンゾジアゼピン受容体作動薬)	錠剤
ソメリン	ハロキサゾラム	抗不安薬・睡眠薬 (ベンゾジアゼピン受容体作動薬)	錠剤 , 散剤
ソラナックス	アルプラゾラム	抗不安薬・睡眠薬 (ベンゾジアゼピン受容体作動薬)	錠剤
ゾルピデム	ゾルピデム	抗不安薬・睡眠薬 (ベンゾジアゼピン受容体作動薬)	錠剤 , OD 錠 , フィルム剤 , 液剤
ダイアップ	ジアゼパム	抗不安薬・睡眠薬 (ベンゾジアゼピン受容体作動薬)	坐剤
ダイアモックス	アセタゾラミド	抗てんかん薬	錠剤 , 散剤 , 注射剤
ダイオウ	ダイオウ	刺激性下剤	散剤

商品名（五十音順）	一般名（成分名）	薬効（世代）分類	剤形情報など
ダルメート	フルラゼパム	抗不安薬・睡眠薬（ベンゾジアゼピン受容体作動薬）	カプセル
炭酸マグネシウム	炭酸マグネシウム	塩類下剤	散剤
炭酸リチウム	炭酸リチウム	気分安定薬	錠剤
タンドスピロン	タンドスピロン	抗不安薬・睡眠薬	錠剤
ダントリウム	ダントロレン	悪性症候群治療薬	カプセル, 注射剤
チアプリド	チアプリド	第一世代抗精神病薬	錠剤, 散剤
チミペロン	チミペロン	第一世代抗精神病薬	錠剤, 散剤
ディアコミット	スチリペントール	抗てんかん薬	カプセル, 散剤
D−ソルビトール	D−ソルビトール	その他の下剤	液剤
デエビゴ	レンボレキサント	抗不安薬・睡眠薬	錠剤
テグレトール	カルバマゼピン	気分安定薬・抗てんかん薬	錠剤, 散剤
テシプール	セチプチリン	抗うつ薬	錠剤
デジレル	トラゾドン	抗うつ薬	錠剤
テトラミド	ミアンセリン	抗うつ薬	錠剤
デパケン	バルプロ酸ナトリウム	気分安定薬・抗てんかん薬	錠剤, 錠剤（徐放）, 散剤, 液剤
デパス	エチゾラム	抗不安薬・睡眠薬（ベンゾジアゼピン受容体作動薬）	錠剤, 散剤
デプロメール	フルボキサミン	抗うつ薬	錠剤
デュロキセチン	デュロキセチン	抗うつ薬	錠剤, OD錠, カプセル
テレミンソフト	ビサコジル	刺激性下剤	坐剤
ドグマチール	スルピリド	その他	錠剤, カプセル, 散剤, 注射剤
トピナ	トピラマート	抗てんかん薬	錠剤, 散剤
トピラマート	トピラマート	抗てんかん薬	錠剤
トフィソパム	トフィソパム	抗不安薬・睡眠薬（ベンゾジアゼピン受容体作動薬）	錠剤, 散剤
トフラニール	イミプラミン	抗うつ薬	錠剤

JCOPY 88002-128

商品名（五十音順）	一般名（成分名）	薬効（世代）分類	剤形情報など
ドラール	クアゼパム	抗不安薬・睡眠薬 （ベンゾジアゼピン受容体作動薬）	錠剤
トラゾドン	トラゾドン	抗うつ薬	錠剤
トランコロン	フェノバルビタール	抗てんかん薬	錠剤
トリアゾラム	トリアゾラム	抗不安薬・睡眠薬 （ベンゾジアゼピン受容体作動薬）	錠剤
トリクロリール	トリクロホスナトリウム	抗不安薬・睡眠薬	液剤
トリプタノール	アミトリプチリン	抗うつ薬	錠剤
トリヘキシフェニジル	トリヘキシフェニジル	抗コリン薬 （抗パーキンソン病薬）	錠剤, 散剤
トリラホン	ペルフェナジン	第一世代抗精神病薬	錠剤, 散剤
トリンテリックス	ボルチオキセチン	抗うつ薬	錠剤
トレドミン	ミルナシプラン	抗うつ薬	錠剤
トレリーフ	ゾニサミド	抗てんかん薬	錠剤, OD錠
トロペロン	チミペロン	第一世代抗精神病薬	錠剤, 散剤, 注射剤
ニトラゼパム	ニトラゼパム	抗不安薬・睡眠薬 （ベンゾジアゼピン受容体作動薬）	錠剤
ニューレプチル	プロペリシアジン	第一世代抗精神病薬	錠剤, 散剤, 液剤
ネルボン	ニトラゼパム	抗不安薬・睡眠薬 （ベンゾジアゼピン受容体作動薬）	錠剤, 散剤
ノバミン	プロクロルペラジン	第一世代抗精神病薬	錠剤, 注射剤
ノリトレン	ノルトリプチリン	抗うつ薬	錠剤
パーキネス	トリヘキシフェニジル	抗コリン薬 （抗パーキンソン病薬）	錠剤
パーロデル	ブロモクリプチン	持続性ドパミン作動薬 （抗パーキンソン病薬）	錠剤
パキシル	パロキセチン	抗うつ薬	錠剤, 錠剤（徐放）

商品名（五十音順）	一般名（成分名）	薬効（世代）分類	剤形情報など
バランス	クロルジアゼポキシド	抗不安薬・睡眠薬（ベンゾジアゼピン受容体作動薬）	錠剤, 散剤
バルコーゼ	カルメロースナトリウム	塩類下剤	散剤
ハルシオン	トリアゾラム	抗不安薬・睡眠薬（ベンゾジアゼピン受容体作動薬）	錠剤
バルネチール	スルトプリド	第一世代抗精神病薬	錠剤, 散剤
バルプロ酸 Na	バルプロ酸ナトリウム	気分安定薬・抗てんかん薬	錠剤, 散剤（徐放）, 液剤
バルプロ酸ナトリウム	バルプロ酸ナトリウム	気分安定薬・抗てんかん薬	錠剤, 錠剤（徐放）, 散剤, 散剤（徐放）, 液剤
バレリン	バルプロ酸ナトリウム	気分安定薬・抗てんかん薬	錠剤, 液剤
パロキセチン	パロキセチン	抗うつ薬	錠剤, OD 錠
ハロペリドール	ハロペリドール	第一世代抗精神病薬	錠剤, 散剤, 注射剤
ハロマンス	ハロペリドール	第一世代抗精神病薬	持効性注射剤（LAI）
ピーゼットシー	ペルフェナジン	第一世代抗精神病薬	錠剤, 散剤, 注射剤
ビーマス	ジオクチルソジウムスルホサクシネート	その他の下剤	錠剤
ピコスルファート Na	ピコスルファートナトリウム	刺激性下剤	錠剤, 液剤
ビサコジル	ビサコジル	刺激性下剤	（一般名）坐剤
ヒダントール	フェニトイン	抗てんかん薬	錠剤, 散剤
ヒダントール配合錠	フェニトイン	抗てんかん薬	錠剤
ヒダントール配合錠	フェノバルビタール	抗てんかん薬	錠剤
ヒドロキシジン	ヒドロキシジン	抗不安薬・睡眠薬	錠剤
ビプレッソ	クエチアピン	第二世代抗精神病薬	錠剤（徐放）
ビペリデン	ビペリデン	抗コリン薬（抗パーキンソン病薬）	錠剤, 散剤
ヒベルナ	プロメタジン	抗ヒスタミン薬	錠剤, 散剤, 注射剤
ヒマシ油	ヒマシ油	刺激性下剤	液剤（油）

JCOPY 88002-128

商品名（五十音順）	一般名（成分名）	薬効（世代）分類	剤形情報など
ビムパット	ラコサミド	抗てんかん薬	錠剤, 散剤, 注射剤
ピムロ	センナ	刺激性下剤	散剤
ヒルナミン	レボメプロマジン	第一世代抗精神病薬	錠剤, 散剤, 注射剤
ピレチア	プロメタジン	抗ヒスタミン薬	錠剤, 散剤
フィコンパ	ペランパネル水和物	抗てんかん薬	錠剤, 散剤
フェノバール	フェノバルビタール	抗てんかん薬	錠剤, 散剤, 液剤, 注射剤
フェノバルビタール	フェノバルビタール	抗てんかん薬	散剤
複合アレビアチン	フェニトイン	抗てんかん薬	錠剤
複合アレビアチン	フェノバルビタール	抗てんかん薬	錠剤
ブコラム口腔用液	ミダゾラム	抗てんかん薬	液剤
プリミドン	プリミドン	抗てんかん薬	錠剤, 散剤
プルゼニド	センノシド	刺激性下剤	錠剤
フルデカシン	フルフェナジン	第一世代抗精神病薬	持効性注射剤（LAI）
フルニトラゼパム	フルニトラゼパム	抗不安薬・睡眠薬（ベンゾジアゼピン受容体作動薬）	錠剤
フルボキサミン	フルボキサミン	抗うつ薬	錠剤
フルメジン	フルフェナジン	第一世代抗精神病薬	錠剤, 散剤
プロチアデン	ドスレピン	抗うつ薬	錠剤
ブロチゾラム	ブロチゾラム	抗不安薬・睡眠薬（ベンゾジアゼピン受容体作動薬）	錠剤, OD錠
ブロバリン	ブロモバレリル尿素	抗不安薬・睡眠薬	散剤
プロピタン	ピパンペロン	第一世代抗精神病薬	錠剤
ブロマゼパム	ブロマゼパム	抗不安薬・睡眠薬（ベンゾジアゼピン受容体作動薬）	錠剤, 散剤, 坐剤
ブロムペリドール	ブロムペリドール	第一世代抗精神病薬	錠剤, 散剤
ブロモクリプチン	ブロモクリプチン	持続性ドパミン作動薬（抗パーキンソン病薬）	錠剤
ブロモバレリル尿素	ブロモバレリル尿素	抗不安薬・睡眠薬	散剤
ベルソムラ	スボレキサント	抗不安薬・睡眠薬	錠剤

商品名（五十音順）	一般名（成分名）	薬効（世代）分類	剤形情報など
ペロスピロン	ペロスピロン	第二世代抗精神病薬	錠剤
ベンコール配合錠	ジオクチルソジウムスルホサクシネート	その他の下剤	錠剤
ベンザリン	ニトラゼパム	抗不安薬・睡眠薬（ベンゾジアゼピン受容体作動薬）	錠剤, 散剤
ホーリット	オキシペルチン	第一世代抗精神病薬	錠剤, 散剤
ホストイン	ホスフェニトインナトリウム水和物	抗てんかん薬	注射剤
ホリゾン	ジアゼパム	抗不安薬・睡眠薬（ベンゾジアゼピン受容体作動薬）	錠剤, 散剤, 注射剤
マイスタン	クロバザム	抗てんかん薬	錠剤, 散剤
マイスリー	ゾルピデム	抗不安薬・睡眠薬（ベンゾジアゼピン受容体作動薬）	錠剤
マグミット	酸化マグネシウム	塩類下剤	錠剤, 散剤
マプロチリン	マプロチリン	抗うつ薬	錠剤
ミノアレ	トリメタジオン	抗てんかん薬	散剤
ミルナシプラン	ミルナシプラン	抗うつ薬	錠剤
ミルマグ	酸化マグネシウム	塩類下剤	錠剤, 液剤
メイラックス	ロフラゼプ酸エチル	抗不安薬・睡眠薬（ベンゾジアゼピン受容体作動薬）	錠剤, 散剤
メダゼパム	メダゼパム	抗不安薬・睡眠薬（ベンゾジアゼピン受容体作動薬）	錠剤
メラトベル	メラトニン	抗不安薬・睡眠薬	散剤
メレックス	メキサゾラム	抗不安薬・睡眠薬（ベンゾジアゼピン受容体作動薬）	錠剤, 散剤
メンドン	クロラゼプ酸二カリウム	抗不安薬・睡眠薬（ベンゾジアゼピン受容体作動薬）	カプセル

JCOPY 88002-128

商品名（五十音順）	一般名（成分名）	薬効（世代）分類	剤形情報など
モビコール	マクロゴール 4000	塩類下剤	散剤 （水で溶解して服用）
ユーロジン	エスタゾラム	抗不安薬・睡眠薬 （ベンゾジアゼピン受容体作動薬）	錠剤，散剤
ヨーデル	センナ	刺激性下剤	錠剤
ラキソベロン	ピコスルファートナトリウム	刺激性下剤	錠剤，液剤
ラグノス NF 経口ゼリー	ラクツロース	その他の下剤	ゼリー
ラツーダ	ルラシドン	第二世代抗精神病薬	錠剤
ラボナ	ペントバルビタール	抗不安薬・睡眠薬	錠剤
ラミクタール	ラモトリギン	気分安定薬・抗てんかん薬	錠剤
ラモトリギン	ラモトリギン	気分安定薬・抗てんかん薬	錠剤
ラメルテオン	ラメルテオン	抗不安薬・睡眠薬	錠剤
ランドセン	クロナゼパム	抗てんかん薬	錠剤，散剤
リーゼ	クロチアゼパム	抗不安薬・睡眠薬 （ベンゾジアゼピン受容体作動薬）	錠剤，散剤
リーマス	炭酸リチウム	気分安定薬	錠剤
リスパダール	リスペリドン	第二世代抗精神病薬	錠剤，OD 錠，散剤，液剤， 持効性注射剤（LAI）
リスペリドン	リスペリドン	第二世代抗精神病薬	錠剤，OD 錠，散剤，液剤
リスミー	リルマザホン	抗不安薬・睡眠薬 （ベンゾジアゼピン受容体作動薬）	錠剤
リフレックス	ミルタザピン	抗うつ薬	錠剤
リボトリール	クロナゼパム	抗てんかん薬	錠剤，散剤
硫酸マグネシウム	硫酸マグネシウム	塩類下剤	散剤

商品名 (五十音順)	一般名 (成分名)	薬効 (世代) 分類	剤形情報など
リルマザホン	リルマザホン	抗不安薬・睡眠薬（ベンゾジアゼピン受容体作動薬）	錠剤
リンゼス	リナクロチド	その他の下剤	錠剤
ルーラン	ペロスピロン	第二世代抗精神病薬	錠剤
ルジオミール	マプロチリン	抗うつ薬	錠剤
ルネスタ	エスゾピクロン	抗不安薬・睡眠薬（ベンゾジアゼピン受容体作動薬）	錠剤
ルピアール	フェノバルビタール	抗てんかん薬	坐剤
ルボックス	フルボキサミン	抗うつ薬	錠剤
レキサルティ	ブレクスピプラゾール	第二世代抗精神病薬	錠剤
レキソタン	ブロマゼパム	抗不安薬・睡眠薬（ベンゾジアゼピン受容体作動薬）	錠剤, 散剤
レクサプロ	エスシタロプラム	抗うつ薬	錠剤
レスミット	メダゼパム	抗不安薬・睡眠薬（ベンゾジアゼピン受容体作動薬）	錠剤
レスリン	トラゾドン	抗うつ薬	錠剤
レボトミン	レボメプロマジン	第一世代抗精神病薬	錠剤, 散剤, 注射剤
レボメプロマジン	レボメプロマジン	第一世代抗精神病薬	錠剤, 散剤
レメロン	ミルタザピン	抗うつ薬	錠剤
レンドルミン	ブロチゾラム	抗不安薬・睡眠薬（ベンゾジアゼピン受容体作動薬）	錠剤, OD 錠
ロゼレム	ラメルテオン	抗不安薬・睡眠薬	錠剤
ロドピン	ゾテピン	第一世代抗精神病薬	錠剤, 散剤
ロナセン	ブロナンセリン	第二世代抗精神病薬	錠剤, 散剤, テープ剤
ロフラゼプ酸エチル	ロフラゼパム酸エチル	抗不安薬・睡眠薬（ベンゾジアゼピン受容体作動薬）	錠剤

JCOPY 88002-128

商品名（五十音順）	一般名（成分名）	薬効（世代）分類	剤形情報など
ロラゼパム	ロラゼパム	抗不安薬・睡眠薬 （ベンゾジアゼピン受 容体作動薬）	錠剤
ロラピタ	ロラゼパム	抗てんかん薬	注射剤
ロラメット	ロルメタゼパム	抗不安薬・睡眠薬 （ベンゾジアゼピン受 容体作動薬）	錠剤
ワイパックス	ロラゼパム	抗不安薬・睡眠薬 （ベンゾジアゼピン受 容体作動薬）	錠剤
ワコビタール	フェノバルビタール	抗てんかん薬	坐剤

薬剤リスト

商品名順

薬剤リスト：薬効（世代）分類・一般名順

薬効（世代）分類	一般名（五十音順）	商品名
第一世代抗精神病薬	オキシペルチン	ホーリット：錠剤，散剤
	クロカプラミン	クロフェクトン：錠剤，散剤
	クロルプロマジン	ウインタミン：散剤 コントミン：錠剤，注射剤 クロルプロマジン：錠剤
	スピペロン	スピロピタン：錠剤
	スルトプリド	バルネチール：錠剤，散剤
	ゾテピン	ロドピン：錠剤，散剤
	チアプリド	グラマリール：錠剤，散剤 チアプリド：錠剤，散剤
	チミペロン	トロペロン：錠剤，散剤，注射剤 チミペロン：錠剤，散剤
	ネモナプリド	エミレース：錠剤
	ハロペリドール	セレネース：錠剤，散剤，液剤，注射剤 ハロマンス：持効性注射剤（LAI） ハロペリドール：錠剤，散剤，注射剤
	ピパンペロン	プロピタン：錠剤
	フルフェナジン	フルメジン：錠剤，散剤 フルデカシン：持効性注射剤（LAI）
	プロクロルペラジン	ノバミン：錠剤，注射剤
	プロペリシアジン	ニューレプチル：錠剤，散剤，液剤
	ブロムペリドール	ブロムペリドール：錠剤，散剤
	ペルフェナジン	トリラホン：錠剤，散剤 ピーゼットシー：錠剤，散剤，注射剤
	モサプラミン	クレミン：錠剤，散剤
	レセルピン	アポプロン：錠剤，散剤，注射剤
	レボメプロマジン	ヒルナミン：錠剤，散剤，注射剤 レボトミン：錠剤，散剤，注射剤 レボメプロマジン：錠剤，散剤
第二世代抗精神病薬	アセナピン	シクレスト：舌下錠

54

薬効(世代)分類	一般名(五十音順)	商品名
第二世代抗精神病薬	アリピプラゾール	エビリファイ:錠剤,OD錠,散剤,液剤,持効性注射剤(LAI)
		アリピプラゾール:錠剤,OD錠,散剤,液剤
	クエチアピン	セロクエル:錠剤,散剤
		クエチアピン:錠剤,散剤
		ビプレッソ:錠剤(徐放)
	ルラシドン	ラツーダ:錠剤
	オランザピン	ジプレキサ:錠剤,OD錠,散剤,注射剤
		オランザピン:錠剤,OD錠,散剤
	クロザピン	クロザリル:錠剤
	パリペリドン	インヴェガ:錠剤(徐放)
		ゼプリオン:持効性注射剤(LAI)
	パリペリドン(/12w)	ゼプリオンTRI(12週間量):持効性注射剤(LAI)
	ブレクスピプラゾール	レキサルティ:錠剤
	ブロナンセリン	ロナセン:錠剤,散剤,テープ剤
	ペロスピロン	ルーラン:錠剤
		ペロスピロン:錠剤
	リスペリドン	リスパダール:錠剤,OD錠,散剤,液剤,持効性注射剤(LAI)
		リスペリドン:錠剤,OD錠,散剤,液剤
気分安定薬	炭酸リチウム	リーマス:錠剤
		炭酸リチウム:錠剤
気分安定薬・抗てんかん薬	カルバマゼピン	テグレトール:錠剤,散剤
		カルバマゼピン:錠剤,散剤
	バルプロ酸ナトリウム	セレニカ:錠剤(徐放),散剤(徐放)
		デパケン:錠剤,錠剤(徐放),散剤,液剤
		バルプロ酸Na錠剤,散剤(徐放),液剤
		バルプロ酸ナトリウム:錠剤,錠剤(徐放),散剤,散剤(徐放),液剤
		バレリン:錠剤,液剤
	ラモトリギン	ラミクタール:錠剤
		ラモトリギン:錠剤
抗てんかん薬	アセタゾラミド	ダイアモックス:錠剤,散剤,注射剤
	アセチルフェネトライド	クランポール:錠剤,散剤

薬効 (世代) 分類	一般名 (五十音順)	商品名
抗てんかん薬	エトスクシミド	ザロンチン：液剤 エピレオプチマル：散剤
	エトトイン	アクセノン：散剤
	ガバペンチン	ガバペン：錠剤，液剤
	クロナゼパム	ランドセン：錠剤，散剤 リボトリール：錠剤，散剤
	クロバザム	マイスタン：錠剤，散剤
	スチリペントール	ディアコミット：カプセル，散剤
	スルチアム	オスポロット：錠剤
	ゾニサミド	エクセグラン：錠剤，散剤 トレリーフ：錠剤，OD 錠 ゾニサミド：錠剤，散剤
	トピラマート	トピナ：錠剤，散剤 トピラマート：錠剤
	トリメタジオン	ミノアレ：散剤
	ビガバトリン	サブリル：散剤
	フェニトイン	アレビアチン：錠剤，散剤，注射剤 ヒダントール配合錠：錠剤 ヒダントール：錠剤，散剤 複合アレビアチン：錠剤
	フェノバルビタール	フェノバール：錠剤，散剤，液剤，注射剤 アストモリジン：錠剤 トランコロン：錠剤 ヒダントール配合錠：錠剤 複合アレビアチン：錠剤 ルピアール：坐剤 ワコビタール：坐剤 フェノバルビタール：散剤
	プリミドン	プリミドン：錠剤，散剤
	ペランパネル水和物	フィコンパ：錠剤，散剤
	ホスフェニトイン ナトリウム水和物	ホストイン：注射剤
	ミダゾラム	ブコラム口腔用液：液剤
	ラコサミド	ビムパット：錠剤

JCOPY 88002-128

薬効（世代）分類	一般名（五十音順）	商品名
抗てんかん薬	ルフィナミド	イノベロン：錠剤
	レベチラセタム	イーケプラ：錠剤，散剤，注射剤
	ロラゼパム	ロラピタ：注射剤
抗うつ薬	アミトリプチリン	アミトリプチリン：錠剤
		トリプタノール：錠剤
	アモキサピン	アモキサン：カプセル，散剤
	イミプラミン	イミドール：錠剤
		トフラニール：錠剤
	エスシタロプラム	エスシタロプラム：錠剤
		レクサプロ：錠剤
	クロミプラミン	アナフラニール：錠剤，注射剤
	セチプチリン	テシプール：錠剤
		セチプチリン：錠剤
	セルトラリン	ジェイゾロフト：錠剤，OD 錠
		セルトラリン：錠剤，OD 錠
	デュロキセチン	サインバルタ：カプセル
		デュロキセチン：錠剤，OD 錠，カプセル
	ドスレピン	プロチアデン：錠剤
	トラゾドン	デジレル：錠剤
		レスリン：錠剤
		トラゾドン：錠剤
	トリミプラミン	スルモンチール：錠剤，散剤
	ノルトリプチリン	ノリトレン：錠剤
	パロキセチン	パキシル：錠剤，錠剤（徐放）
		パロキセチン：錠剤，OD 錠
	フルボキサミン	デプロメール：錠剤
		ルボックス：錠剤
		フルボキサミン：錠剤
	ベンラファキシン	イフェクサー：カプセル（徐放）
	ボルチオキセチン	トリンテリックス：錠剤
	マプロチリン	ルジオミール：錠剤
		マプロチリン：錠剤
	ミアンセリン	テトラミド：錠剤

薬効(世代)分類	一般名(五十音順)	商品名
抗うつ薬	ミルタザピン	リフレックス：錠剤 レメロン：錠剤
	ミルナシプラン	トレドミン：錠剤 ミルナシプラン：錠剤
	ロフェプラミン	アンプリット：錠剤
その他	スルピリド	ドグマチール：錠剤, カプセル, 散剤, 注射剤 スルピリド：錠剤, カプセル, 散剤
抗不安薬・睡眠薬（ベンゾジアゼピン受容体作動薬）	アルプラゾラム	コンスタン：錠剤 ソラナックス：錠剤 アルプラゾラム：錠剤
	エスゾピクロン	ルネスタ：錠剤 エスゾピクロン：錠剤
	エスタゾラム	ユーロジン：錠剤, 散剤 エスタゾラム：錠剤
	エチゾラム	デパス：錠剤, 散剤 エチゾラム：錠剤, 散剤
	オキサゾラム	セレナール：錠剤, 散剤
	クアゼパム	ドラール：錠剤 クアゼパム：錠剤
	クロキサゾラム	セパゾン：錠剤, 散剤
	クロチアゼパム	リーゼ：錠剤, 散剤 クロチアゼパム：錠剤
	クロラゼプ酸二カリウム	メンドン：カプセル
	クロルジアゼポキシド	コントール：錠剤, 散剤 バランス：錠剤, 散剤 クロルジアゼポキシド：錠剤, 散剤
	ジアゼパム	セルシン：錠剤, 散剤, 液剤, 注射剤 ダイアップ：坐剤 ホリゾン：錠剤, 散剤, 注射剤 ジアゼパム：錠剤, 注射剤
	ゾピクロン	アモバン：錠剤 ゾピクロン：錠剤
	ゾルピデム	マイスリー：錠剤 ゾルピデム：錠剤, OD錠, フィルム剤, 液剤

JCOPY 88002-128

薬効(世代)分類	一般名(五十音順)	商品名
抗不安薬・睡眠薬(ベンゾジアゼピン受容体作動薬)	トフィソパム	グランダキシン:錠剤,散剤 トフィソパム:錠剤,散剤
	トリアゾラム	ハルシオン:錠剤 トリアゾラム:錠剤
	ニトラゼパム	ネルボン:錠剤,散剤 ベンザリン:錠剤,散剤 ニトラゼパム:錠剤
	ハロキサゾラム	ソメリン:錠剤,散剤
	フルタゾラム	コレミナール:錠剤,散剤
	フルニトラゼパム	サイレース:錠剤,注射剤 フルニトラゼパム:錠剤
	フルラゼパム	ダルメート:カプセル
	ブロチゾラム	レンドルミン:錠剤,OD錠 ブロチゾラム:錠剤,OD錠
	ブロマゼパム	レキソタン:錠剤,散剤 ブロマゼパム:錠剤,散剤,坐剤
	メキサゾラム	メレックス:錠剤,散剤
	メダゼパム	メダゼパム:錠剤 レスミット:錠剤
	リルマザホン	リスミー:錠剤 リルマザホン:錠剤
	ロフラゼプ酸エチル	メイラックス:錠剤,散剤 ロフラゼプ酸エチル:錠剤
	ロラゼパム	ワイパックス:錠剤 ロラゼパム:錠剤
	ロルメタゼパム	エバミール:錠剤 ロラメット:錠剤
抗不安薬・睡眠薬	アモバルビタール	イソミタール:散剤
	スボレキサント	ベルソムラ:錠剤
	セコバルビタール	アイオナール・ナトリウム:注射剤
	タンドスピロン	セディール:錠剤 タンドスピロン:錠剤
	トリクロホスナトリウム	トリクロリール:液剤

薬効(世代)分類	一般名(五十音順)	商品名
抗不安薬・睡眠薬	ヒドロキシジン	アタラックス-P: 錠剤, カプセル, 散剤, 液剤, 注射剤 ヒドロキシジン: 錠剤
	ブロモバレリル尿素	ブロバリン: 散剤 ブロモバレリル尿素: 散剤
	ペントバルビタール	ラボナ: 錠剤
	抱水クロラール	エスクレ: 坐剤, 注腸剤
	メラトニン	メラトベル: 散剤
	ラメルテオン	ロゼレム: 錠剤 ラメルテオン: 錠剤
	レンボレキサント	デエビゴ: 錠剤
抗コリン薬（抗パーキンソン病薬）	トリヘキシフェニジル	アーテン: 錠剤, 散剤 セドリーナ: 錠剤; トリヘキシフェニジル: 錠剤, 散剤 パーキネス: 錠剤
	ビペリデン	アキネトン: 錠剤, 散剤, 注射剤 ビペリデン: 錠剤, 散剤
抗ヒスタミン薬	プロメタジン	ヒベルナ: 錠剤, 散剤, 注射剤 ピレチア: 錠剤, 散剤
遅発性ジスキネジア治療薬	バルベナジン	ジスバル: カプセル
持続性ドパミン作動薬（抗パーキンソン病薬）	ブロモクリプチン	パーロデル: 錠剤 ブロモクリプチン: 錠剤
悪性症候群治療薬	ダントロレン	ダントリウム: カプセル, 注射剤
塩類下剤	カルメロースナトリウム	バルコーゼ: 散剤
	酸化マグネシウム	重質酸化マグネシウム: 散剤 酸化マグネシウム: 錠剤, 散剤 マグミット: 錠剤, 散剤 ミルマグ: 錠剤, 液剤 重カマ: 散剤
	炭酸マグネシウム	炭酸マグネシウム: 散剤
	マクロゴール4000	モビコール: 散剤（水で溶解して服用）
	硫酸マグネシウム	硫酸マグネシウム: 散剤

JCOPY 88002-128

薬効(世代)分類	一般名(五十音順)	商品名
塩類下剤	硫酸ナトリウム	人工カルルス塩 : 散剤
刺激性下剤	アロエ	アロエ : 散剤
	加香ヒマシ油	加香ヒマシ油 : 液剤(油)
	センナ	アジャスト A : 錠剤
		アローゼン : 散剤
		センナ : 散剤
		ピムロ : 散剤
		ヨーデル : 錠剤
	センノシド	プルゼニド : 錠剤
		センノシド : 錠剤 , 散剤
	ダイオウ	セチロ : 錠剤
		ダイオウ : 散剤
	炭酸水素ナトリウム・無水リン酸二水素ナトリウム	新レシカルボン : 坐剤
	ピコスルファートナトリウム	スナイリン : 散剤 ; ラキソベロン : 錠剤 , 液剤
		ピコスルファート Na: 錠剤 , 液剤
	ビサコジル	テレミンソフト : 坐剤
		ビサコジル : 坐剤
	ヒマシ油	ヒマシ油 : 液剤(油)
その他の下剤	エロビキシバット	グーフィス : 錠剤
	ジオクチルソジウムスルホサクシネート	ビーマス : 錠剤
		ベンコール配合錠 : 錠剤
	D−ソルビトール	D−ソルビトール : 液剤
	ナルデメジン	スインプロイク : 錠剤
	ラクツロース	ラグノス NF 経口ゼリー : ゼリー
	リナクロチド	リンゼス : 錠剤
	ルビプロストン	アミティーザ : カプセル

あとがき

　ようやく、皆さまの手元に『患者と支援者のための統合失調症薬物治療ガイド2022』をお届けできることになり、大変嬉しく思っています。

　この『ガイド』の作成は、『統合失調症薬物治療ガイドライン2022』をもとに目次と草案を作るところから始まりました。次に、精神科医の作成メンバーが文章を考えて、患者や支援者（家族、看護師、薬剤師、作業療法士、精神保健福祉士、心理士など）が意見を出して、それを修正する作業が繰り返されました。

　さまざまな立場からさまざまな意見が出てきました。それらを一つ一つ検討していくなかで、作成メンバーらは大きな衝撃を受けました。作成メンバーが良いと思った文章がうまく伝わらない場合があることがわかりました。さらに、長いから短くしてほしいという意見や、逆に短くて正確に伝わらないという意見、医者目線で患者や家族の気持ちに寄り添えていないという厳しい意見もありました。治療を決めるのは一体誰なのか、この本で届けたいことは何なのかという根本的な問題を再度話し合う機会にもなりました。

　そして、この『ガイド』は、『統合失調症薬物治療ガイドライン2022』の内容をわかりやすく書き直したものとするというポリシーに立ち返りました。そのため、すべての委員の意向を反映させることは難しかったのですが、可能な限り委員全員の意見を取り入れ、シンプルに、しかし誤解のないようにする表現をめざしました。

　委員の意見のなかには、切実な患者や支援者の想いが含まれており、それらは今後のガイドライン作成の際に反映させていきたいと思っています。何よりも作成メンバーにとって一番の気づきは、医師だけではなく、患者や支援者が話し合うことによる視野の広がりと議論の深まりを再確認できたことです。治療は「みんなで話し合って進めていくことでより良いものになる」ということを強く実感しました。

　この『患者と支援者のための統合失調症薬物治療ガイド2022』が、治療の場で患者、支援者、主治医の話し合いをつなげるツールとして活用されることを強く願っています。

統合失調症薬物治療ガイド2022ワーキンググループ一同

利益相反情報

http://www.jsnp-org.jp/csrinfo/img/szgl_guide2022_coi.pdf

© 2023　　　　　　　　　　　　　　第1版発行　2023年10月25日

患者と支援者のための
統合失調症薬物治療ガイド2022

（定価はカバーに
表示してあります）

作　成	日本神経精神薬理学会 日本臨床精神神経薬理学会 統合失調症薬物治療ガイド2022 ワーキンググループ

検　印
省　略

発行者　　　　林　　　峰　子
発行所　　株式会社 新興医学出版社
〒113-0033　東京都文京区本郷6丁目26番8号
電話　03（3816）2853　　FAX　03（3816）2895

印刷　株式会社 藤美社　　　　ISBN978-4-88002-128-7　　　　郵便振替　00120-8-191625